Siva Krishna Pusuluri
Mukkanti Eswarudu Munnangi
Rafath Sulthana Shaik

Qualidade desde a conceção (QbD) no desenvolvimento farmacêutico

Siva Krishna Pusuluri
Mukkanti Eswarudu Munnangi
Rafath Sulthana Shaik

Qualidade desde a conceção (QbD) no desenvolvimento farmacêutico

Uma visão geral

ScienciaScripts

Cover image: www.ingimage.com

This book is a translation from the original published under ISBN 978-3-659-77572-7.

Publisher:
Sciencia Scripts
is a trademark of
Dodo Books Indian Ocean Ltd. and OmniScriptum S.R.L publishing group

120 High Road, East Finchley, London, N2 9ED, United Kingdom
Str. Armeneasca 28/1, office 1, Chisinau MD-2012, Republic of Moldova, Europe
Managing Directors: Ieva Konstantinova, Victoria Ursu
info@omniscriptum.com

Printed at: see last page
ISBN: 978-620-8-55066-0

Conteúdo

Panorâmica da qualidade desde a conceção (QbD) no desenvolvimento farmacêutico

Pusuluri Siva Krishna, Shaik Rafath Sulthana, Munnangi Mukkanti Eswarudu
Departamento de Análise Farmacêutica, Vignan Pharmacy College, Vadlamudi, Guntur, 522213, Andhra Pradesh, Índia.

Autor correspondente:
Pusuluri Siva Krishna
Professor Assistente, Departamento de Análises Farmacêuticas.
Vignan Pharmacy College, Vadalamudi, 522213,
Andhra Pradesh, Índia.
Correio eletrónico: psivakrishna95@gmail.com

Resumo:

A Qualidade desde a Conceção (QbD) representa uma abordagem proactiva no desenvolvimento farmacêutico que visa integrar a qualidade nos produtos desde o início. Este método sistemático centra-se numa compreensão completa da conceção do produto e do processo, com uma forte ênfase na definição de um Perfil de Produto Alvo de Qualidade (QTPP) e na identificação de Atributos Críticos de Qualidade (CQAs) essenciais para o desempenho do produto. Ao empregar ferramentas de avaliação de risco, conceção de experiências (DoE) e tecnologia analítica de processos (PAT), o QbD permite a otimização dos processos de fabrico, melhora a consistência e minimiza a variabilidade na qualidade do produto. Este documento apresenta uma visão geral dos princípios de QbD, das expectativas regulamentares e das suas vantagens para melhorar a eficácia, a segurança e a eficiência do fabrico dos produtos. A mudança para o QbD é apoiada pelas agências reguladoras globais, incluindo a FDA e a EMA, uma vez que se alinha com as tendências reguladoras que favorecem abordagens baseadas na ciência e no risco no desenvolvimento de medicamentos.

Palavras-chave: Quality by Design, QbD, desenvolvimento farmacêutico, Perfil de Qualidade do Produto Alvo, Atributos Críticos de Qualidade, conceção de experiências, tecnologia analítica de processos, conformidade regulamentar

1. Introdução

A Qualidade desde a Conceção (QbD) é uma abordagem baseada no risco e orientada para a ciência no desenvolvimento, fabrico e controlo de qualidade de produtos farmacêuticos. Centra-se na conceção da qualidade em produtos e processos desde o início para garantir a segurança, a eficácia e o desempenho. O QbD enfatiza a compreensão das relações entre as matérias-primas, os parâmetros do processo e a qualidade do produto. Alinha-se com as expectativas regulamentares, particularmente através das diretrizes ICH Q8 (Desenvolvimento Farmacêutico), Q9 (Gestão de Riscos de Qualidade) e Q10 (Sistema de Qualidade Farmacêutica), moldando o desenvolvimento moderno de medicamentos e a gestão do ciclo de vida.

2. Origens da Qualidade desde a Conceção

A QbD tem as suas origens nas práticas de gestão da qualidade desenvolvidas por pioneiros como W. Edwards Deming e Joseph M. Juran. A abordagem de Deming enfatizava a melhoria contínua e o controlo estatístico dos processos de produção, enquanto Juran defendia uma abordagem de gestão sistémica da qualidade. Inicialmente aplicados às indústrias transformadoras, estes princípios chegaram à indústria farmacêutica como uma alternativa mais robusta ao paradigma tradicional da "Qualidade por Teste" (QbT), que se baseia fortemente no teste do produto final para garantir a qualidade .[2]

A iniciativa da U.S. Food and Drug Administration (FDA) de 2004, *Pharmaceutical cGMPs for the 21st Century*, marcou um ponto de viragem no fabrico de produtos farmacêuticos ao defender práticas de gestão da qualidade com base científica. Esta iniciativa visava modernizar os processos de fabrico através dos princípios QbD, passando de uma abordagem reactiva para uma abordagem proactiva à qualidade do produto .[1]

3. Objectivos da QbD no desenvolvimento farmacêutico

O objetivo global do QbD é garantir que os produtos farmacêuticos são consistentemente de alta qualidade, seguros e eficazes. Isto é conseguido através da incorporação da qualidade em todas as fases do desenvolvimento e fabrico do produto, em vez de se basear nos testes do produto final. Os principais objectivos do QbD podem ser resumidos da seguinte forma:

Quadro 1: Objectivos-chave da QbD no desenvolvimento farmacêutico

Objetivo	Descrição
Compreensão de produtos e processos	Compreensão global das caraterísticas do medicamento e do impacto dos parâmetros do processo no desempenho do produto.
Abordagem baseada no risco	Aplicação dos princípios de gestão de riscos para dar prioridade aos factores que têm um impacto mais significativo na qualidade e segurança dos produtos.
Desenvolvimento do espaço de conceção	Identificação de uma gama multidimensional de variáveis de entrada que assegura a qualidade, dentro da qual as alterações não requerem aprovação regulamentar.
Melhoria contínua	Abordagem do ciclo de vida que incorpora a monitorização contínua e a melhoria do processo, garantindo a evolução da robustez do produto e a melhoria da qualidade.

4. Os elementos essenciais da QbD

4.1 Compreensão do produto e do processo

O QbD começa com uma compreensão profunda dos atributos críticos de qualidade do produto (CQAs) e do impacto dos atributos críticos do material (CMAs) e dos parâmetros críticos do processo (CPPs) no produto final. Os atributos críticos de qualidade são propriedades que devem ser controladas dentro de limites predefinidos para garantir a eficácia e a segurança do produto. Os CMAs e os CPPs referem-se a matérias-primas e condições de processo que afectam os CQAs .[3]

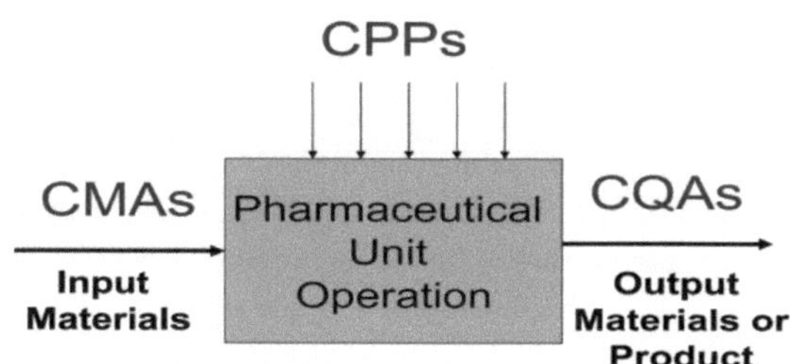

Figura 1: Relação entre CMAs, CPPs e CQAs em QbD

Esta figura mostra a relação entre os CMAs, os CPPs e os CQAs para garantir uma qualidade consistente do produto. Ao controlar os CMAs e os CPPs, os fabricantes podem garantir que o produto cumpre os CQAs desejados.

4.2 Abordagem baseada no risco

Um dos princípios fundamentais do QbD é a utilização de ferramentas de gestão dos riscos para a qualidade (QRM), como a análise dos modos e efeitos de falha (FMEA) e os diagramas de Ishikawa. Estas ferramentas ajudam a identificar e a dar prioridade a potenciais fontes de variabilidade ou falha durante o desenvolvimento e o fabrico.

Quadro 2: Ferramentas comuns de gestão do risco em QbD

Ferramenta	Aplicação
FMEA	Identifica os potenciais modos de falha, as suas causas e os seus impactos na qualidade e segurança do produto.
Diagrama de espinha de peixe	Fornece uma representação visual das potenciais causas de variabilidade que afectam a qualidade do produto.
Matriz de classificação de riscos	Avalia e classifica a gravidade, a probabilidade e a detetabilidade dos riscos associados aos CQAs.

4.3 Espaço de conceção

A norma ICH Q8 define o espaço de conceção como a "combinação multidimensional e interação de variáveis de entrada" que assegura a qualidade do produto. Operar dentro do espaço de conceção assegura que o produto cumprirá os seus critérios de qualidade, mesmo com pequenas alterações no processo, que não requerem aprovação regulamentar.

4.4 Melhoria contínua

O QbD enfatiza a melhoria contínua ao longo do ciclo de vida do produto. À medida que mais dados são recolhidos através da monitorização do processo, os fabricantes podem aperfeiçoar a sua compreensão dos CMAs e CPPs, melhorando ainda mais a robustez do produto. Os testes de libertação em tempo real (RTRT) são uma técnica avançada de QbD que permite a avaliação imediata da qualidade do produto durante o fabrico, reduzindo a dependência dos testes do produto final .[2]

5. Importância da QbD para garantir a eficácia, segurança e qualidade dos produtos

5.1 Garantir a eficácia do produto

Um dos principais objectivos do QbD é garantir que os produtos farmacêuticos produzem o efeito terapêutico pretendido de forma consistente. Ao controlar os CQAs, os fabricantes podem garantir que o produto tem o desempenho esperado em ambientes clínicos. Isto minimiza o risco de variabilidade de lote para lote que poderia afetar a biodisponibilidade ou a ação terapêutica.

5.2 Garantir a segurança dos produtos

A segurança dos doentes é a pedra angular do desenvolvimento farmacêutico. Ao adotar uma abordagem QbD, os riscos de segurança podem ser mitigados no início do processo de desenvolvimento. Por exemplo, os potenciais produtos de degradação ou impurezas podem ser identificados durante a conceção da formulação e podem ser implementados controlos adequados.

Quadro 3: Exemplos de riscos de segurança atenuados através de QbD

Risco de segurança	Estratégia de controlo QbD
Formação de impurezas	Identificados e controlados através de um rigoroso controlo da qualidade dos materiais de entrada e dos processos.
Degradação do produto	Testes de estabilidade efectuados em várias condições para garantir que o produto permanece seguro durante todo o seu prazo de validade.

5.3 Garantir a qualidade do produto

A QbD assegura que os produtos farmacêuticos cumprem consistentemente as suas especificações de qualidade predefinidas. Em vez de se basear em testes do produto final, a QbD dá ênfase à monitorização e ao controlo do processo, garantindo que as variações nas matérias-primas e nos processos não afectam a qualidade do produto final .[3]

6. Perspetiva regulamentar da QbD

As autoridades reguladoras, como a FDA e a Agência Europeia de Medicamentos (EMA), adoptaram plenamente a QbD como parte do quadro regulamentar moderno. Diretrizes como a ICH Q10 realçam a importância da gestão do ciclo de vida e da verificação contínua do processo. As agências reguladoras também permitem uma maior flexibilidade para os fabricantes que demonstram um conhecimento profundo dos seus produtos e processos, oferecendo oportunidades de alívio regulamentar quando são efectuadas alterações dentro do espaço de conceção aprovado.

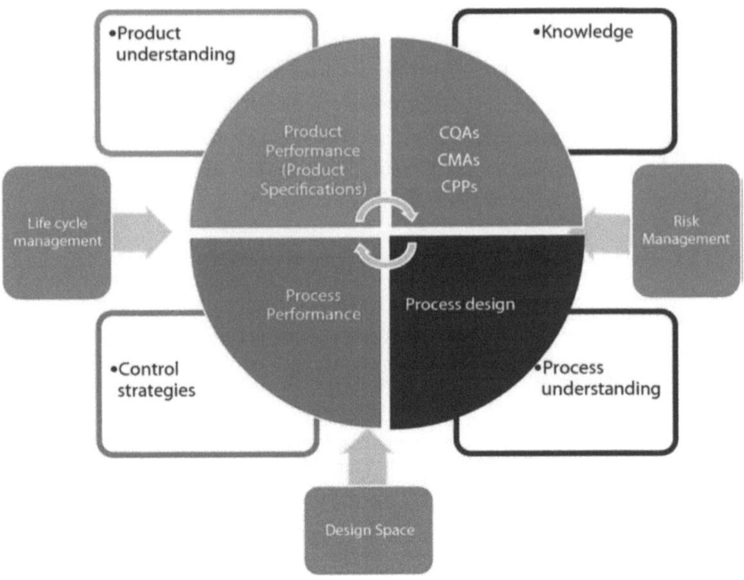

Figura 2: QbD no quadro regulamentar farmacêutico

Esta figura ilustra a forma como o QbD se enquadra no quadro regulamentar global, desde o desenvolvimento até à gestão do ciclo de vida pós-aprovação.

7. Desafios e direcções futuras

Embora o QbD ofereça inúmeros benefícios, a sua implementação não está isenta de desafios. As pequenas e médias empresas farmacêuticas podem enfrentar custos significativos associados ao desenvolvimento de uma estrutura baseada em QbD. Além disso, a integração de ferramentas avançadas como a Tecnologia Analítica de Processo (PAT) e técnicas de modelação como os gémeos digitais requer um investimento significativo em infra-estruturas e conhecimentos.

É provável que o futuro da QbD seja moldado pelos avanços da inteligência artificial (IA) e da aprendizagem automática (ML), que podem melhorar ainda mais a compreensão e o controlo dos processos. Estas tecnologias permitirão previsões ainda mais exactas do desempenho do produto, conduzindo a uma maior eficiência e qualidade do produto.

Desenvolvimento de métodos analíticos utilizando a qualidade desde a conceção (QbD)

1. Introdução

A indústria farmacêutica dá prioridade à segurança, eficácia e qualidade, exigindo métodos analíticos robustos e fiáveis. As abordagens tradicionais de tentativa e erro carecem frequentemente de consistência, mas a estrutura QbD, apoiada pela FDA e pela ICH, oferece uma abordagem sistemática e baseada na ciência para o desenvolvimento de métodos. A QbD melhora a compreensão do desempenho do método, reduz a variabilidade e melhora a qualidade do produto e a conformidade regulamentar .[7]

2. Qualidade desde a conceção (QbD): Uma visão geral

A QbD é uma abordagem sistemática à conceção de produtos e processos que começa com objectivos predefinidos e enfatiza a compreensão do produto e do processo, juntamente com o controlo do processo, com base em dados científicos sólidos e na gestão do risco de qualidade (ICH Q8, 2009). Quando aplicado ao desenvolvimento de métodos analíticos, o QbD permite aos criadores de métodos identificar sistematicamente as variáveis críticas do método (CMVs) e os atributos críticos de qualidade (CQAs), e otimizar estes factores para garantir a robustez e fiabilidade do método.

Os princípios-chave da QbD no desenvolvimento de métodos analíticos incluem

- Definição do perfil do objetivo analítico (ATP)
- Identificação de atributos críticos de qualidade (CQAs)
- Avaliação dos riscos e controlo das variáveis do método
- Conceção de experiências (DoE) para otimização de métodos
- Melhoria contínua e gestão do ciclo de vida

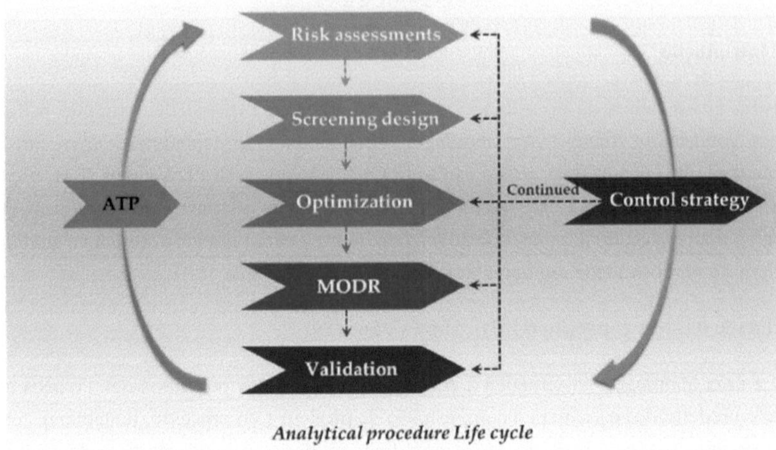

Figura 3: Fluxo de trabalho do desenvolvimento de um método analítico baseado em QbD

3. Etapas do desenvolvimento de métodos analíticos utilizando a QbD

3.1 Definir o perfil do objetivo analítico (ATP)

O primeiro passo no processo de QbD é a definição do ATP, que descreve o objetivo do método analítico. Estabelece critérios específicos de exatidão, precisão, limite de deteção, limite de quantificação e robustez. O ATP serve de base para o processo de desenvolvimento do método, orientando a seleção de técnicas analíticas e influenciando as etapas subsequentes.

3.2 Identificação de Variáveis Críticas do Método (CMVs) e Atributos Críticos de Qualidade (CQAs)

Uma vez definido o ATP, o passo seguinte é identificar os CMVs que podem influenciar o desempenho do método e os CQAs que o método deve cumprir para garantir a qualidade consistente do produto. Os CMV podem incluir factores como a temperatura da coluna, a composição da fase móvel, o pH da amostra e o volume de injeção, dependendo do tipo de método analítico que está a ser desenvolvido (por exemplo, HPLC, GC, espetroscopia) .[4]

Quadro 4: Exemplos de CMVs e CQAs no desenvolvimento de métodos de HPLC

CMVs	CQAs
Temperatura da coluna	Tempo de retenção
Composição da fase móvel	Resolução
Volume de injeção da amostra	Linearidade
Caudal	Simetria de pico
pH da fase móvel	Sensibilidade

3.3 Avaliação dos riscos

A avaliação de riscos é um componente crítico da estrutura QbD. Isto envolve a utilização de ferramentas como os diagramas de Ishikawa (espinha de peixe) ou a Análise dos Modos de Falha e Efeitos (FMEA) para identificar os riscos potenciais associados a cada CMV e o seu impacto nos CQAs. Através desta avaliação de riscos, os criadores de métodos podem dar prioridade às variáveis mais influentes para estudo e controlo adicionais.

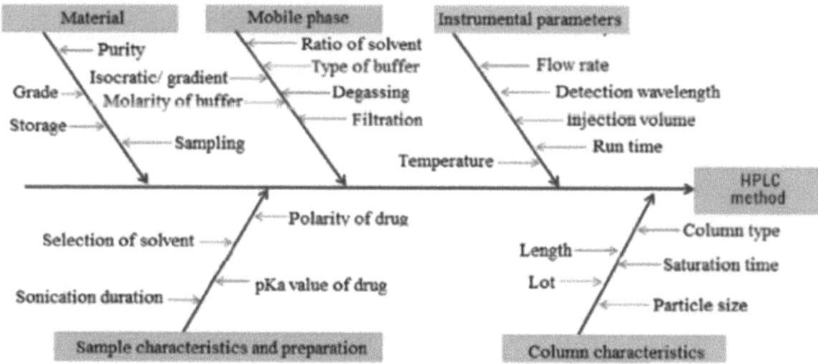

Figura 4: Diagrama de Ishikawa para o desenvolvimento de um método de HPLC utilizando QbD

3.4 Conceção de experiências (DoE)

A DoE é uma poderosa ferramenta estatística utilizada para explorar a relação entre CMVs e CQAs. Permite aos criadores de métodos estudar sistematicamente os efeitos de múltiplas variáveis em simultâneo, ajudando a identificar as condições óptimas do método. A DoE pode ajudar a avaliar a robustez do método, variando as CMVs dentro de limites definidos, conhecidos como o "Espaço de Conceção".

Tabela 5: Matriz DoE para otimização das condições do método de HPLC

Experiência	Fase móvel (A)	Caudal (mL/min)	Temperatura da coluna (°C)	Resolução
1	60:40	1.0	30	1.5
2	70:30	1.2	35	2.0
3	50:50	0.8	25	1.8

3.5 Otimização do método

Com base nos resultados do estudo DoE, o método é optimizado através da seleção da melhor combinação de CMVs que proporcionam um desempenho analítico robusto e fiável. Estas condições óptimas definem a gama de funcionamento do método e são utilizadas para estudos de validação posteriores.

3.6 Validação do método e estratégia de controlo

Uma vez optimizado, o método analítico é submetido a um processo de validação para garantir que cumpre os critérios predefinidos no ATP. Os parâmetros de validação incluem normalmente exatidão, precisão, especificidade, linearidade, intervalo, limite de deteção, limite de quantificação, robustez e testes de adequação do sistema. Os resultados da validação do método confirmam que o método funciona de forma consistente em condições variáveis.

Além disso, é desenvolvida uma estratégia de controlo robusta para monitorizar e controlar os CMVs durante a análise de rotina, garantindo que o método continua a funcionar dentro do espaço de conceção estabelecido.

3.7 Gestão do ciclo de vida

No QbD, o desenvolvimento de métodos analíticos não termina com a validação. A gestão do ciclo de vida assegura que os métodos permanecem robustos ao longo do tempo. A monitorização contínua, a revalidação periódica e a utilização de análises avançadas ajudam a identificar e a resolver quaisquer potenciais desvios no desempenho do método, garantindo a fiabilidade a longo prazo.

4. Vantagens da QbD no desenvolvimento de métodos analíticos

A aplicação de QbD ao desenvolvimento de métodos analíticos oferece inúmeras vantagens:

- **Melhoria da robustez dos métodos:** A QbD garante que os métodos são menos sensíveis a pequenas variações nas condições de funcionamento.
- **Flexibilidade regulamentar:** As agências reguladoras, como a FDA, reconhecem o valor do QbD e podem oferecer flexibilidade nas alterações pós-aprovação se for demonstrado um processo robusto de QbD.

- **Melhoria da compreensão do produto e do processo:** O estudo sistemático dos CMVs e CQAs melhora o conhecimento do método e do produto.
- **Redução do risco de falha do método:** A avaliação de riscos e a DoE ajudam a minimizar a probabilidade de falha do método durante a análise de rotina.

Quadro 6: Comparação do desenvolvimento de métodos tradicionais e baseados em QbD

Aspeto	Desenvolvimento de métodos tradicionais	Desenvolvimento de métodos baseados em QbD
Robustez do método	Abordagem de tentativa e erro	Otimização sistemática baseada em DoE
Compreensão das variáveis do método	Limitada	Conhecimento aprofundado dos CMVs
Flexibilidade regulamentar	Limitada	Aumento devido ao quadro QbD
Gestão do ciclo de vida	Frequentemente negligenciado	Integrado no processo

Atributos críticos de qualidade (CQAs) e parâmetros críticos de processo (CPPs) na análise farmacêutica

1. Introdução

No desenvolvimento farmacêutico, garantir a qualidade do produto e a conformidade regulamentar depende da gestão dos Atributos Críticos de Qualidade (CQAs) e dos Parâmetros Críticos de Processo (CPPs). Estes são fundamentais para manter a consistência e fiabilidade do produto ao longo do seu ciclo de vida. Alinhada com os princípios QbD, uma abordagem sistemática para identificar e controlar os CQAs e os CPPs melhora a compreensão do produto e do processo, garantindo resultados de alta qualidade .[5]

2. Atributos críticos de qualidade (CQAs)

2.1 Definição e papel dos CQAs

Um **Atributo Crítico de Qualidade (CQA)** é definido pelo Conselho Internacional de Harmonização (ICH) na sua diretriz Q8(R2) como uma "propriedade ou caraterística física, química, biológica ou microbiológica que deve estar dentro de um limite, intervalo ou distribuição adequados para garantir a qualidade desejada do produto". Na análise farmacêutica, os CQAs estão diretamente relacionados com a segurança, a eficácia e o desempenho de um medicamento.

Os CQAs podem incluir atributos como:

- **Pureza**: A ausência de impurezas ou produtos de degradação.
- **Potência**: A força do ingrediente farmacêutico ativo (API).
- **Taxa de dissolução**: A velocidade de dissolução do IFA, que pode afetar a biodisponibilidade.
- **Estabilidade**: A capacidade do produto para manter a sua integridade em várias condições ao longo do tempo.

No contexto dos métodos analíticos, os CQAs estão relacionados com as caraterísticas do método que precisam de ser controladas para garantir a fiabilidade e a consistência dos resultados analíticos, tais como

- Exatidão
- Precisão
- Sensibilidade
- Especificidade

Quadro 7: Exemplos de atributos críticos de qualidade em produtos farmacêuticos

CQA	Descrição
Ensaio (Potência)	A quantidade de IFA no produto em relação à sua declaração no rótulo.
Impurezas	Níveis de degradantes, impurezas relacionadas com o processo ou subprodutos.
Dissolução	A taxa a que o IFA é libertado da forma de dosagem.
Esterilidade (para injectáveis)	Ausência de contaminação microbiana.
Uniformidade das unidades de dosagem	Consistência do conteúdo do medicamento entre doses individuais.

2.2 Identificação de CQAs

A identificação de CQAs começa com a compreensão do perfil do produto alvo (TPP) e o objetivo da formulação. As avaliações de risco, como a Análise dos Modos de Falha e Efeitos (FMEA) ou os diagramas de Ishikawa (espinha de peixe), são utilizadas para identificar potenciais CQAs que possam afetar a qualidade do produto. Os factores avaliados incluem normalmente:

- **Matérias-primas**: As propriedades dos IFAs e dos excipientes.
- **Processo de fabrico**: Variáveis que podem afetar a qualidade do produto.
- **Conceção do produto**: Os atributos específicos que definem o desempenho do produto.

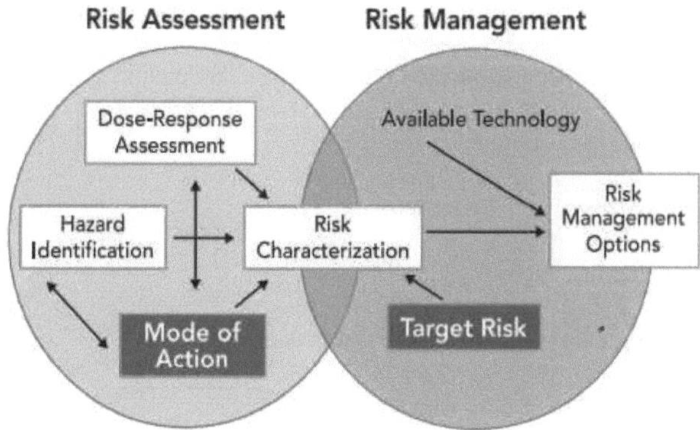

Figura 5: Processo de avaliação de riscos para identificar os CQAs

2.3 Controlo das CQAs

Uma vez identificados, os CQAs são controlados durante todo o ciclo de vida do produto. Isto envolve a monitorização contínua e o ajuste do processo de fabrico para garantir que os CQAs se mantêm dentro de intervalos aceitáveis. O Controlo Estatístico do Processo (SPC) é frequentemente utilizado para monitorizar o desempenho dos métodos analíticos relacionados com as CQAs ao longo do tempo.

3. Parâmetros críticos do processo (PCP)

3.1 Definição e papel das PPC

Os Parâmetros Críticos do Processo (PCP) são as variáveis-chave do processo de fabrico que, quando não são adequadamente controladas, têm um impacto direto nas CQAs de um medicamento. Os PPC são parâmetros operacionais do processo que podem afetar a qualidade, a segurança e a eficácia do produto final. Podem variar consoante o tipo de produto farmacêutico e o processo de fabrico.

As PCP comuns no fabrico de produtos farmacêuticos podem incluir:

- **Tempo de mistura**: Influencia a uniformidade da distribuição do medicamento.
- **Temperatura de granulação**: Afecta as caraterísticas físicas dos grânulos.
- **Tempo e temperatura de secagem**: Tem impacto no teor de humidade e na dureza das pastilhas.
- **Força de compressão**: Afecta o peso do comprimido, a dureza e o tempo de desintegração.

No desenvolvimento de métodos analíticos, as PPC são as variáveis experimentais que influenciam o desempenho do método analítico. Estas podem incluir:

- Temperatura da coluna em HPLC
- Caudal em sistemas cromatográficos
- Composição da fase móvel
- Comprimento de onda em métodos espectroscópicos

Quadro 8: Exemplos de PPC no desenvolvimento de métodos analíticos

CPP	Método analítico	Impacto potencial nas CQAs
Temperatura da coluna	HPLC	Afecta o tempo de retenção e a resolução dos picos
Caudal	HPLC	Altera a forma do pico, a retenção e o tempo de análise
pH da fase móvel	HPLC	Impacta a ionização dos analitos e, consequentemente, o comportamento de retenção
Volume de injeção	HPLC	Pode afetar a área do pico e a quantificação
Comprimento de onda do detetor	Espectroscopia UV-Vis	Impacto na sensibilidade e na especificidade

3.2 Identificação das PPC

Os PPC são identificados através de uma abordagem sistemática, começando com uma compreensão abrangente do processo de fabrico ou analítico. São utilizadas ferramentas como a Conceção de Experiências (DoE) para avaliar a influência de vários parâmetros do processo nas CQAs. Os parâmetros de alto risco que têm um impacto direto nas CQAs são classificados como CPPs.

3.3 Controlo das PCP

Para manter a consistência e a qualidade dos produtos farmacêuticos, os CPP devem ser rigorosamente controlados. Isto é conseguido através de estratégias de controlo de processos que monitorizam e ajustam as PPC em tempo real durante a produção. No desenvolvimento de métodos analíticos, o teste de robustez é utilizado para garantir que pequenas variações nas PPC não afectam negativamente o desempenho do método. As estratégias de controlo podem envolver sistemas de monitorização em tempo real, circuitos de feedback e recalibração periódica·

4. Relação entre CQAs e CPPs

Os CQAs e os CPPs estão estreitamente inter-relacionados. O objetivo do desenvolvimento farmacêutico é estabelecer uma ligação direta entre os PPC e os CQA, permitindo o controlo preditivo da qualidade do produto. A identificação e o controlo das PPC asseguram que as CQA se mantêm dentro dos limites especificados, mantendo assim a qualidade global do medicamento . [6]

4.1 Estabelecimento do espaço de conceção

O **Espaço de Conceção** é um conceito chave no QbD, onde a relação entre os CQAs e os CPPs é totalmente caracterizada. Dentro do espaço de conceção, são permitidas alterações nas PPC desde que não afectem as CQAs, proporcionando flexibilidade no fabrico. A identificação deste espaço é normalmente efectuada através de experimentação e modelação extensivas.

4.2 Estratégia de controlo

A estratégia de controlo numa estrutura QbD envolve a monitorização e o ajuste contínuos dos PPC para garantir que os CQAs permanecem dentro de limites aceitáveis. Esta estratégia é implementada durante o fabrico e o controlo de qualidade de rotina, utilizando técnicas avançadas como a Tecnologia Analítica de Processo (PAT) para fornecer feedback e ajustes em tempo real.

Conceção de experiências (DoE) no desenvolvimento de métodos analíticos

1. Introdução

A indústria farmacêutica passou de estratégias de tentativa e erro para estratégias baseadas na ciência, com a Qualidade pela Conceção (QbD) na vanguarda. Uma ferramenta chave na QbD é a Conceção de Experiências (DoE), que optimiza os processos através da análise das relações entre variáveis e os seus efeitos em resultados críticos. No desenvolvimento de métodos analíticos, o DoE assegura que os métodos são robustos, fiáveis e têm um desempenho consistente em diferentes condições. Este artigo explora o papel do DoE na otimização e avaliação de métodos analíticos no âmbito do QbD.

2. O papel do DoE no desenvolvimento de métodos analíticos

2.1 Visão geral da conceção de experiências (DoE)

A conceção de experiências (DoE) é um método estruturado e organizado utilizado para determinar a relação entre os factores que afectam um processo e o resultado desse processo. Envolve o planeamento, a realização, a análise e a interpretação de testes controlados para avaliar os factores que podem influenciar o desempenho do método.

No contexto do desenvolvimento de métodos analíticos, a DoE permite o estudo sistemático de múltiplas variáveis (também conhecidas como **variáveis críticas do método** ou **CMVs**) que podem influenciar o desempenho do método. Estas variáveis podem incluir factores como a temperatura da coluna, a composição da fase móvel, o caudal, o volume de injeção e o pH em métodos cromatográficos, ou o comprimento de onda, as técnicas de preparação da amostra e as definições do instrumento em métodos espectroscópicos.

2.2 Benefícios da DoE no desenvolvimento de métodos analíticos

- **Otimização das condições do método**: O DoE ajuda a identificar condições óptimas para o método, em que os atributos críticos de qualidade (CQAs) são cumpridos dentro de especificações predefinidas.
- **Avaliação da robustez**: Ao variar sistematicamente os CMV, o DoE avalia o desempenho do método em diferentes condições e identifica potenciais pontos de falha.
- **Eficiência**: Em vez de estudar uma variável de cada vez (OVAT), a DoE permite o estudo simultâneo de múltiplos factores, o que poupa tempo e recursos.

Espaço de Conceção: O DoE ajuda a definir o "espaço de conceção", ou a gama de condições em que o método tem um desempenho aceitável. As agências reguladoras permitem flexibilidade dentro deste espaço, reduzindo a necessidade de revalidação.

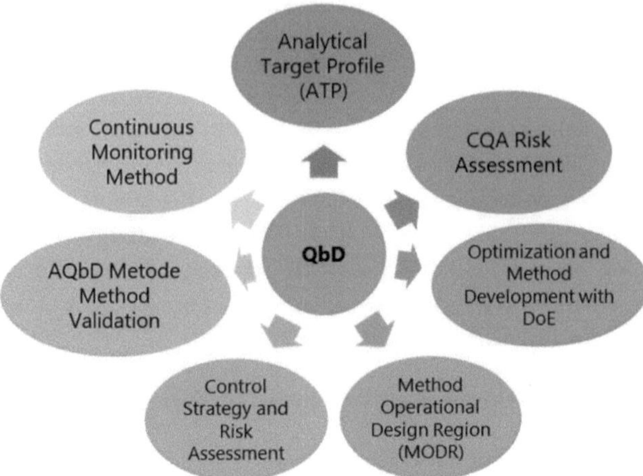

Figura 6: Visão geral do processo de DoE no desenvolvimento de métodos analíticos

3. Passos na aplicação da DoE para o desenvolvimento de métodos analíticos

3.1 Etapa 1: Definição dos objectivos do método

O primeiro passo na aplicação do DoE é definir claramente os objectivos do método analítico. Isto envolve a determinação do **Perfil do Objetivo Analítico (ATP)**, que descreve as caraterísticas de desempenho necessárias para o método. Estas caraterísticas incluem exatidão, precisão, sensibilidade, linearidade e robustez. Os objectivos do método orientarão a seleção de factores e respostas a estudar utilizando a DoE.

3.2 Etapa 2: Identificação dos factores críticos (CMVs)

Uma vez estabelecido o ATP, o passo seguinte é identificar as **Variáveis Críticas do Método (CMVs)** que têm maior probabilidade de afetar o desempenho do método. Estes factores podem variar consoante o tipo de método analítico que está a ser desenvolvido. Por exemplo, na Cromatografia Líquida de Alta Eficiência (HPLC), as CMVs podem incluir:

- Composição da fase móvel
- Temperatura da coluna
- Caudal
- pH da fase móvel
- Volume de injeção

Tabela 9: Exemplos de CMVs e CQAs no desenvolvimento de métodos de HPLC

CMVs	CQAs (Respostas)	Impacto
Composição da fase móvel	Resolução, tempo de retenção	Afecta a separação e a identificação de picos
Temperatura da coluna	Forma do pico, tempo de retenção	Influencia a simetria do pico e o tempo de análise
Caudal	Sensibilidade, resolução	Altera a largura do pico e a sensibilidade
pH da fase móvel	Tempo de retenção, área do pico	Afecta a ionização de analitos
Volume de injeção	Área de pico, precisão	Quantificação e precisão dos impactos

3.3 Etapa 3: Conceção experimental

Depois de identificar os CMV, o passo seguinte é escolher um projeto experimental adequado. O DoE oferece vários modelos, dependendo da complexidade do estudo e do número de factores envolvidos:

- **Conceção fatorial completa**: Investiga todas as combinações possíveis de factores e respectivos níveis. Mais adequado para estudos com um número limitado de factores.
- **Conceção Fatorial Fraccionada**: Estuda um subconjunto de todas as combinações possíveis. É utilizado para reduzir o número de experiências, mas continua a fornecer informações valiosas sobre as interações entre factores.
- **Metodologia de superfície de resposta (RSM)**: Utilizada quando é necessária a otimização de factores. As concepções RSM (como a Conceção Central Composta ou a Conceção Box-Behnken) ajudam a explorar a relação entre os factores e as respostas num modelo quadrático.

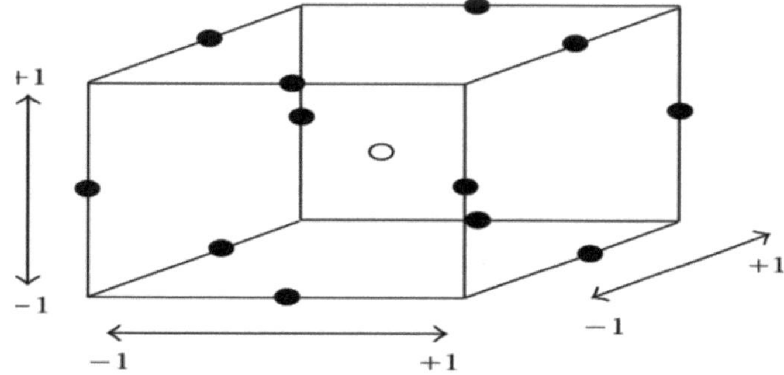

Figura 7: Exemplo de uma conceção Box-Behnken de 3 factores

3.4 Etapa 4: Análise de dados

Uma vez realizadas as experiências, os resultados são analisados utilizando ferramentas estatísticas como a análise de regressão ou a análise de variância (ANOVA). Esta etapa ajuda a:

- Identificar os principais efeitos dos factores individuais.
- Avaliar as interações entre os factores.
- Determinar quais os factores que têm um impacto mais significativo nas CQAs.

Tabela 10: Exemplo de resultados de DoE para o desenvolvimento de métodos de HPLC

Correr	Composição da fase móvel (A)	Caudal (mL/min)	Temperatura da coluna (°C)	Resolução	Tempo de retenção
1	70:30	1.0	30	2.5	8.0
2	60:40	1.2	35	2.0	6.5
3	50:50	0.8	25	1.8	10.2

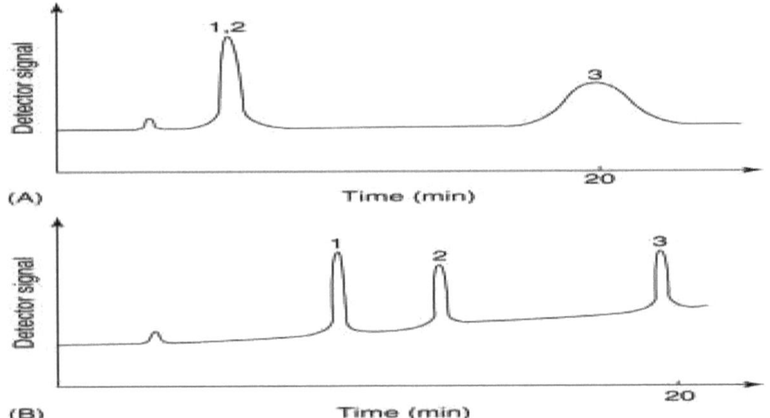

Figura 8: Gráfico de interação que mostra o efeito do caudal e da composição da fase móvel na resolução em HPLC

3.5 Etapa 5: Otimização e avaliação da robustez

A etapa final da aplicação da DoE consiste em otimizar o método, identificando a melhor combinação de CMVs que satisfazem os requisitos do ATP. Uma vez identificadas as condições óptimas, são realizados estudos de robustez variando deliberadamente as CMVs dentro de intervalos predefinidos (o **espaço de conceção**) para garantir que o método se mantém estável e fiável.

Os testes de robustez ajudam a avaliar se pequenas alterações inevitáveis nos CMVs (tais como pequenas flutuações na temperatura ou no caudal) têm impacto no desempenho do método. O DoE também pode ajudar a estabelecer a **Estratégia de Controlo**, que define como o método será monitorizado e controlado durante a utilização de rotina.

4. Aplicação de DoE em QbD para métodos analíticos

4.1 Estabelecer o espaço de conceção

Um dos principais resultados da DoE na estrutura QbD é o estabelecimento do **Espaço de Conceção**. De acordo com a ICH Q8(R2), o espaço de conceção é definido como "a combinação multidimensional e a interação de variáveis de entrada (por exemplo, CMVs) que demonstraram fornecer garantia de qualidade". O DoE ajuda a mapear este espaço identificando as gamas de CMVs dentro das quais o método funciona de forma fiável .[7]

4.2 Estratégia de controlo e gestão do ciclo de vida

A **estratégia de controlo** no QbD envolve a monitorização contínua e o ajuste dos CMVs para garantir que os CQAs se mantêm dentro dos limites predefinidos. Ao utilizar a DoE para identificar CMVs chave e os seus intervalos aceitáveis, a estratégia de controlo pode ser mais eficaz e flexível, reduzindo a necessidade de revalidação após pequenas alterações. Para além disso, o DoE facilita **a gestão do ciclo de vida**, fornecendo dados que apoiam a melhoria contínua dos métodos analíticos.

Tabela 11: Resumo do DoE no desenvolvimento de métodos analíticos utilizando QbD

Etapa	Descrição
Definir ATP	Identificar os principais critérios de desempenho do método
Identificar CMVs	Determinar os factores que podem afetar o desempenho do método
Experiências de conceção	Selecionar o desenho experimental adequado (por exemplo, fatorial, RSM)
Análise de dados	Analisar os resultados utilizando regressão ou ANOVA
Otimizar e validar	Identificar condições óptimas e realizar testes de robustez
Estabelecer o espaço de conceção	Definir a gama operacional para os CMV
Estratégia de controlo	Implementar monitorização em tempo real e gestão do ciclo de vida

Requisitos regulamentares e diretrizes para a qualidade desde a conceção (QbD)

1. Introdução

A estrutura da Qualidade desde a Conceção (QbD) garante a qualidade dos produtos farmacêuticos, combinando princípios científicos com a gestão de riscos. Agências reguladoras como a FDA, a EMA e a ICH emitiram diretrizes para a incorporação da QbD nas submissões regulamentares. Este artigo explora a forma como o QbD é integrado nestas estruturas regulamentares e destaca as principais diretrizes destas agências.

2. Qualidade desde a conceção (QbD) e quadros regulamentares

2.1 Visão geral da QbD em apresentações regulamentares

A QbD é uma abordagem sistemática ao desenvolvimento farmacêutico que enfatiza:

- **Compreensão do produto e do processo**: Alcançada através da identificação de atributos críticos de qualidade (CQAs), parâmetros críticos de processo (CPPs) e atributos críticos de material (CMAs).
- **Tomada de decisões com base no risco**: Dar prioridade aos esforços e recursos de desenvolvimento com base em avaliações de risco.
- **Estratégias de controlo**: Desenvolvimento de estratégias de controlo sólidas para garantir que o processo cumpre consistentemente as normas de qualidade.

O principal objetivo das agências reguladoras é garantir a segurança, a eficácia e a qualidade dos produtos farmacêuticos. O QbD melhora estes objectivos ao enfatizar o desenvolvimento de produtos e processos que são suficientemente robustos para suportar a variabilidade. As agências reguladoras esperam que as empresas farmacêuticas forneçam dados abrangentes sobre o desenvolvimento de produtos e processos, muitas vezes descritos como um dossier de submissão regulamentar, para demonstrar que os princípios QbD foram aplicados.

2.2 Componentes da apresentação regulamentar que incorporam a QbD

As apresentações regulamentares que integram a QbD incluem normalmente os seguintes elementos:

1. **Relatório de desenvolvimento de produtos**: Fornece detalhes sobre a identificação e seleção de CQAs e CPPs.
2. **Avaliações de risco**: Documentação das estratégias de gestão de riscos utilizadas para identificar e controlar potenciais pontos de falha.

3. **Espaço de conceção**: Um espaço de conceção estabelecido, dentro do qual são aceitáveis variações nos parâmetros do processo sem necessidade de reaprovação regulamentar.
4. **Estratégia de controlo**: Descreve a forma como o produto e o processo são monitorizados e controlados ao longo do ciclo de vida.
5. **Verificação contínua do processo**: Demonstra como a monitorização e os ajustes contínuos garantirão a qualidade do produto ao longo do tempo.

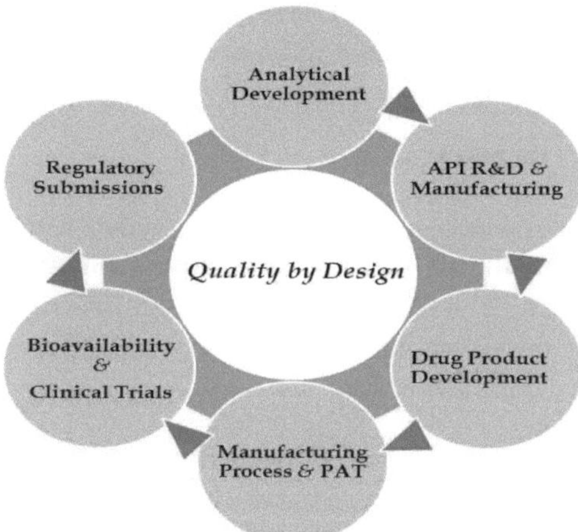

Figura 9: Componentes das apresentações regulamentares utilizando QbD

3. Diretrizes das principais agências reguladoras

3.1 Conselho Internacional de Harmonização (CIH)

A ICH é um organismo global que desenvolve diretrizes internacionais para o desenvolvimento e registo de produtos farmacêuticos. As suas diretrizes constituem a base para muitas autoridades reguladoras nacionais, incluindo a FDA e a EMA. Três diretrizes-chave da ICH relacionadas com a QbD são a **ICH Q8(R2), a ICH Q9** e **a ICH Q10.**

ICH Q8(R2) - Desenvolvimento Farmacêutico

A ICH Q8(R2) enfatiza a necessidade de uma abordagem baseada na ciência e no risco para o desenvolvimento farmacêutico. Descreve como os princípios de QbD podem ser integrados no processo de desenvolvimento de produtos. Os principais aspectos incluem:

- **Compreensão do produto e do processo**: Identificação de CQAs e CPPs que afectam a qualidade do produto.

- **Espaço de conceção**: Descreve a gama de parâmetros de processo aceitáveis que garantem a qualidade do produto.
- **Estratégia de controlo**: Explica como os processos serão monitorizados e controlados ao longo do ciclo de vida.

ICH Q9 - Gestão do risco da qualidade

A norma ICH Q9 fornece uma estrutura para a utilização de técnicas de gestão do risco para identificar, avaliar e controlar potenciais riscos para a qualidade do produto. Descreve ferramentas como a Análise dos Modos de Falha e Efeitos (FMEA), a classificação e filtragem de riscos e a Análise de Perigos e Pontos Críticos de Controlo (HACCP) para gerir os riscos associados aos processos farmacêuticos .[8]

ICH Q10 - Sistema de Qualidade Farmacêutica

A ICH Q10 estabelece os princípios de um sistema de qualidade farmacêutica (PQS) eficaz. Descreve como as empresas devem implementar sistemas de qualidade ao longo de todo o ciclo de vida do produto, desde o desenvolvimento até ao fabrico e monitorização pós-comercialização. Esta diretriz também discute a forma como a melhoria contínua deve ser integrada no desenvolvimento farmacêutico.

Quadro 12: Resumo das principais diretrizes da CIH relacionadas com a QbD

Diretriz ICH	Título	Foco principal
ICH Q8(R2)	Desenvolvimento farmacêutico	Compreensão do produto e do processo, espaço de conceção, estratégia de controlo
ICH Q9	Gestão do risco de qualidade	Ferramentas e técnicas de gestão de riscos para processos farmacêuticos
ICH Q10	Sistema de qualidade farmacêutica	Implementação de um sistema de qualidade sólido ao longo do ciclo de vida do produto

3.2 Administração de Alimentos e Medicamentos dos EUA (FDA)

A FDA tem sido uma forte defensora da abordagem QbD e desenvolveu documentos de orientação para promover a sua utilização no desenvolvimento farmacêutico. Estas diretrizes destinam-se a facilitar a apresentação de dados que demonstrem como os princípios QbD foram aplicados.

Orientações da FDA para a indústria: QbD para ANDAs

A FDA emitiu um documento de orientação intitulado **"Quality by Design for ANDAs"** (Abbreviated New Drug Applications), que descreve como a QbD deve ser incorporada no desenvolvimento de medicamentos genéricos. A orientação enfatiza:

- O desenvolvimento de uma estratégia de controlo robusta.
- Gestão de riscos na conceção de produtos e processos.
- A utilização do espaço de conceção para proporcionar flexibilidade no fabrico sem exigir uma reaprovação regulamentar .[9]

Orientações da FDA sobre validação de processos

A orientação da FDA sobre a **validação de processos** enfatiza uma abordagem de ciclo de vida para a validação, em que a validação não é um evento único, mas um processo contínuo. O guia descreve três fases de validação:

1. **Conceção do processo**: Estabelecer uma base de conhecimentos e compreender o processo.
2. **Qualificação do processo**: Assegurar que o processo é capaz de produzir consistentemente produtos de qualidade.
3. **Verificação contínua do processo**: Monitorização e controlo contínuos do processo durante a produção de rotina.

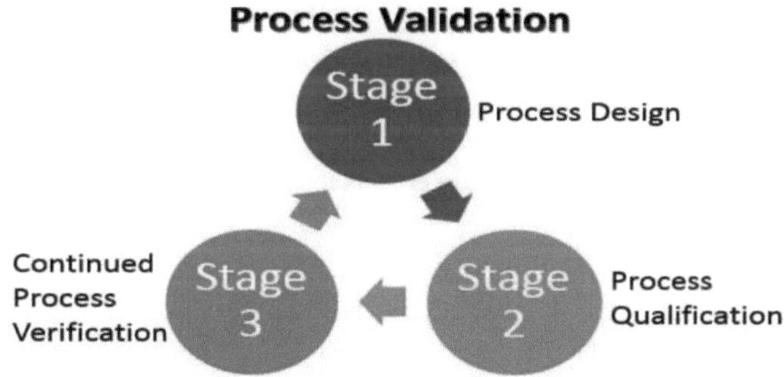

Figura 10: Ciclo de vida da validação de processos da FDA

3.3 Agência Europeia de Medicamentos (EMA)

A EMA é responsável pela avaliação científica, supervisão e monitorização da segurança dos medicamentos na União Europeia (UE). Tal como a FDA, a EMA adoptou a abordagem QbD e emitiu várias diretrizes para apoiar a integração da QbD nas submissões farmacêuticas.

Orientações da EMA sobre validação de processos

À semelhança da orientação da FDA, a **Diretriz** da EMA **sobre Validação de Processos** enfatiza uma abordagem de ciclo de vida para a validação. Incentiva a utilização dos princípios QbD para desenvolver uma compreensão profunda do processo de fabrico e dos factores que influenciam a qualidade do produto .[10]

Diretriz da EMA sobre a qualidade dos medicamentos

A diretriz da EMA **sobre a qualidade dos medicamentos** incentiva os requerentes a incorporar elementos de QbD nos seus pedidos, em especial nos pedidos de autorização de introdução de novos medicamentos (NDA). A diretriz sublinha a importância da compreensão do produto e do processo, da gestão do risco e do desenvolvimento de estratégias de controlo sólidas.

Quadro 13: Resumo das principais diretrizes da FDA e da EMA relacionadas com a QbD

Agência	Diretrizes	Foco
FDA	QbD para ANDAs	Salienta a QbD para o desenvolvimento de medicamentos genéricos
FDA	Validação do processo	Abordagem de ciclo de vida para validação de processos
EMA	Diretrizes para a validação de processos	Incentiva a utilização de QbD no desenvolvimento e validação de processos
EMA	Diretrizes sobre a qualidade dos medicamentos	Centra-se na integração da QbD nas NDA

4. Implementação da QbD nas apresentações regulamentares

4.1 Estabelecer o espaço de conceção

Um dos principais resultados da aplicação do QbD nas submissões regulamentares é o estabelecimento do **espaço de conceção**, uma gama multidimensional de parâmetros de processo e atributos de material dentro dos quais o processo fornecerá um produto de qualidade aceitável. As agências reguladoras, particularmente a FDA e a EMA, permitem que os fabricantes operem dentro do espaço de conceção sem necessidade de os notificar de alterações, desde que estas se mantenham dentro dos limites predefinidos. Esta flexibilidade reduz a necessidade de alterações pós-aprovação e aumenta a eficiência na produção .[11]

4.2 Análises regulamentares baseadas no risco

As agências reguladoras avaliam as submissões que incorporam QbD através de uma abordagem baseada no risco. Isto significa que a profundidade e o foco da revisão são ajustados de acordo com o nível de compreensão e controlo demonstrado pelo requerente. Os produtos e processos que são bem compreendidos e que demonstraram ser robustos em condições variáveis podem receber uma análise mais rápida ou menos obstáculos regulamentares.

4.3 Melhoria contínua e alterações pós-aprovação

A estrutura QbD incentiva a melhoria contínua ao longo do ciclo de vida do produto. As agências reguladoras esperam que os fabricantes utilizem dados em tempo real da produção para aperfeiçoar e melhorar o processo. Ao estabelecer um espaço de conceção e uma estratégia de controlo bem definidos, as alterações pós-aprovação podem ser geridas de forma mais flexível, reduzindo a necessidade de reapresentações ou aprovações regulamentares para pequenas alterações.

Benefícios da Qualidade desde a Conceção (QbD) na Aprovação Regulamentar

1. Introdução

A Qualidade na Conceção (QbD) é uma abordagem científica ao desenvolvimento farmacêutico que melhora a qualidade do produto através da compreensão do processo. Os organismos reguladores, como a FDA, a EMA e a ICH, apoiam a adoção da QbD, uma vez que esta simplifica a aprovação regulamentar ao fornecer uma fundamentação clara para o desenvolvimento. Isto leva a revisões mais rápidas, menos alterações pós-aprovação e melhor conformidade. Este artigo examina como o QbD simplifica a aprovação regulamentar e melhora a gestão do ciclo de vida do produto .[12]

2. Como o QbD facilita a aprovação regulamentar

2.1 Melhoria da compreensão dos produtos e processos

No centro do QbD está uma compreensão profunda dos **Atributos Críticos de Qualidade (CQAs)** do produto e dos **Parâmetros Críticos de Processo (CPPs)** do processo que os afectam. Esta caraterização completa permite:

- **Identificação clara dos riscos** para a qualidade do produto.
- **Justificação científica para estratégias de controlo** que garantam a segurança e a eficácia dos produtos.
- **Condições de processo optimizadas** que minimizam a variabilidade e melhoram a robustez.

As agências reguladoras exigem que as empresas farmacêuticas demonstrem este nível de compreensão nas suas apresentações. Ao utilizar o QbD, as empresas podem fornecer dados abrangentes aos reguladores, garantindo que os produtos cumprem as normas de qualidade numa série de condições .[32]

2.2 Desenvolvimento de um espaço de conceção

Um **espaço de conceção** é uma região multidimensional dentro da qual se mantém uma qualidade aceitável. O QbD permite aos fabricantes desenvolver um espaço de conceção flexível, que inclui:

- Gamas definidas de CPP e atributos materiais que asseguram a qualidade do produto final.
- Uma demonstração clara de que o produto permanecerá dentro dos limites de qualidade aceitáveis mesmo que as variáveis do processo flutuem dentro do espaço de conceção.

A utilização de um espaço de conceção proporciona flexibilidade regulamentar, uma vez que os ajustamentos dentro do espaço de conceção não requerem aprovação regulamentar adicional. Este facto reduz a necessidade de apresentações pós-aprovação quando são feitas pequenas alterações ao processo .[13]

2.3 Estratégias simplificadas de gestão e controlo dos riscos

A QbD incorpora princípios **de gestão de riscos**, como os descritos na **ICH Q9**, para identificar e mitigar potenciais riscos no processo de fabrico. As ferramentas de gestão de riscos, como a **Análise dos Modos de Falha e Efeitos (FMEA)** e **a Análise de Perigos e Pontos Críticos de Controlo (HACCP)**, ajudam os fabricantes a dar prioridade aos aspectos mais críticos da produção que requerem um controlo rigoroso.

Ao identificar antecipadamente os riscos potenciais, os fabricantes podem desenvolver **estratégias de controlo** sólidas que garantam a qualidade do produto. É mais provável que as agências reguladoras aprovem processos que tenham controlos bem definidos com base em fundamentos científicos sólidos, reduzindo assim a probabilidade de retiradas de produtos ou interrupções no fabrico após a aprovação .[14]

Quadro 14: Ferramentas comuns de gestão do risco em QbD

Ferramenta de gestão de riscos	Objetivo	Exemplo de utilização em QbD
Análise do modo de falha e dos efeitos (FMEA)	Identifica potenciais pontos de falha e o seu impacto na qualidade	Identificar as etapas mais críticas de um processo de fabrico de medicamentos
Análise de Perigos e Pontos Críticos de Controlo (HACCP)	Estabelece controlos para os riscos críticos identificados	Definição de PPC num ambiente de fabrico estéril
Classificação e filtragem de riscos	Dá prioridade aos riscos com base na sua gravidade e probabilidade	Classificação dos riscos potenciais associados à variabilidade das matérias-primas

2.4 Revisão acelerada da regulamentação

O QbD fornece aos reguladores dados abrangentes sobre o produto, o processo e a fundamentação das decisões de desenvolvimento. A diretriz **ICH Q8(R2)**, que se centra no desenvolvimento farmacêutico, salienta que o espaço de conceção, a estratégia de controlo e os planos de monitorização contínua devem ser apresentados como parte da apresentação regulamentar. É provável que as agências reguladoras acelerem o processo de revisão dos produtos desenvolvidos com recurso ao QbD porque:

- **Transparência**: As apresentações de QbD oferecem maior transparência em relação ao produto e ao processo, permitindo que os reguladores tomem decisões informadas rapidamente.

- **Decisões baseadas em dados**: Ao fornecer dados alargados sobre o desempenho do produto em diferentes condições, o QbD reduz a incerteza e aumenta a confiança no processo de aprovação regulamentar.

- **Mitigação preventiva de riscos**: Uma vez que o QbD enfatiza a identificação e o controlo dos riscos durante o desenvolvimento, as entidades reguladoras estão menos preocupadas com questões imprevistas após a aprovação.

2.5 Alterações pós-aprovação reduzidas

Um dos benefícios mais significativos do QbD é a redução das **alterações pós-aprovação**. As abordagens tradicionais de desenvolvimento conduzem frequentemente a alterações pós-aprovação, à medida que os fabricantes adquirem mais experiência com os seus processos e identificam melhorias. Estas alterações podem ser dispendiosas e demoradas, exigindo novas submissões e revisões regulamentares. Em contrapartida, o QbD oferece:

- **Espaço de conceção estabelecido**: As pequenas alterações ao processo dentro do espaço de conceção aprovado não requerem uma nova apresentação regulamentar, permitindo uma maior flexibilidade operacional.

- **Gestão do ciclo de vida**: A monitorização contínua do processo incorporada no QbD assegura que a qualidade do produto é mantida, minimizando a necessidade de alterações mais tarde no ciclo de vida do produto.

- **Previsibilidade regulamentar**: Com um espaço de conceção e uma estratégia de controlo bem definidos, as agências reguladoras têm menos probabilidades de solicitar dados adicionais ou modificações após a aprovação .[35]

2.6 Melhoria da conformidade e da qualidade dos produtos

Ao aplicar o QbD, as empresas farmacêuticas podem garantir que os seus processos são **robustos**, **consistentes** e **fiáveis**. A compreensão rigorosa do processo exigida pelo QbD também melhora a conformidade com as Boas Práticas de Fabrico (BPFs). A diretriz **ICH Q10** enfatiza a importância da melhoria contínua da qualidade, que é um princípio fundamental do QbD. Os benefícios incluem:

- **Maior qualidade do produto**: Uma melhor compreensão dos PPC e do seu impacto nos CQAs garante que os produtos cumprem consistentemente as especificações de qualidade.

- **Alinhamento regulamentar**: Uma vez que o QbD está alinhado com a abordagem baseada no risco favorecida pelas agências reguladoras, os fabricantes podem esperar menos problemas durante as inspecções e auditorias.

Quadro 15: Comparação do desenvolvimento tradicional com o desenvolvimento QbD

Aspeto	Abordagem tradicional	Abordagem QbD
Apresentações regulamentares	Dados de processo limitados	Dados exaustivos sobre CQAs, CPPs, espaço de conceção, etc.
Estratégia de controlo	Parâmetros de processo fixos	Estratégia de controlo flexível e baseada no risco
Alterações pós-aprovação	Frequente devido à compreensão limitada do processo	Reduzido devido ao espaço de conceção pré-estabelecido
Conformidade e inspecções	Potenciais problemas devido à variabilidade e às incógnitas	Melhoria da conformidade devido a uma compreensão sólida do processo

3. Estudo de caso: O impacto do QbD na aprovação regulamentar

Uma empresa farmacêutica que está a desenvolver uma nova forma de dosagem oral aplicou os princípios de QbD desde o desenvolvimento inicial até ao fabrico comercial. Identificaram os CQAs (como a taxa de dissolução e a dureza do comprimido) e os CPPs (como o tempo de mistura e a força de compressão) que eram críticos para a qualidade do produto. A empresa utilizou uma abordagem **de conceção de experiências (DoE)** para definir um espaço de conceção para cada parâmetro crítico e estabeleceu uma estratégia de controlo que ajustava as condições do processo com base na monitorização em tempo real dos CPP.

Como resultado, a apresentação regulamentar incluiu dados extensos que demonstram a compreensão, robustez e controlo do processo. A FDA aprovou o produto com um tempo de revisão mínimo e a empresa registou menos alterações pós-aprovação em comparação com apresentações anteriores que utilizaram uma abordagem tradicional .[15]

Estudos de caso ou exemplos de qualidade desde a conceção (QbD) em Análise Farmacêutica

1. Introdução

A estrutura Quality by Design (QbD) é amplamente adoptada na indústria farmacêutica para melhorar a qualidade do produto, simplificar as aprovações regulamentares e minimizar as alterações pós-aprovação. Ao aplicar uma abordagem baseada na ciência para controlar os Atributos Críticos de Qualidade (CQAs) e os Parâmetros Críticos de Processo (CPPs), a QbD melhora o desenvolvimento, a validação e a conformidade regulamentar dos métodos. Estes estudos de caso mostram como o QbD melhora os métodos analíticos, garantindo a consistência, segurança e conformidade do produto.

2. Estudo de caso 1: Aplicação de QbD no desenvolvimento de um método analítico para uma formulação parentérica

2.1 Visão geral

Uma empresa farmacêutica líder utilizou os princípios de QbD para desenvolver um método analítico para uma **formulação de medicamento parentérico.** O produto era um medicamento biológico que exigia métodos analíticos altamente precisos e robustos para garantir a medição exacta de impurezas, potência e estabilidade durante o fabrico. Os métodos analíticos tradicionais para produtos biológicos eram propensos a variabilidade devido a factores ambientais, como flutuações de temperatura e pH. O objetivo era desenvolver um método de cromatografia líquida de alta eficiência (HPLC) utilizando princípios de QbD para garantir a robustez, a reprodutibilidade e a transferibilidade do método em diferentes laboratórios.

2.2 Abordagem QbD

Foram identificados **Atributos Críticos de Qualidade (CQAs)** para o método HPLC, incluindo a resolução entre o fármaco e as impurezas, a simetria dos picos e a reprodutibilidade. **Os Parâmetros Críticos do Método (CMP)**, como a temperatura da coluna, a composição da fase móvel e o caudal, foram identificados e submetidos a um **projeto de experiências (DoE).**

- **Otimização do método com base na DoE**: Foi aplicada uma abordagem DoE para identificar os intervalos ideais para os CMPs. A equipa realizou experiências para avaliar os efeitos do pH, da concentração do modificador orgânico e da temperatura da coluna no desempenho do método. Estas experiências levaram à criação de um **espaço de design** para o método HPLC.

- **Teste de robustez**: A robustez do método foi avaliada através da realização de experiências nas condições extremas do espaço de conceção. O método revelou-se robusto, com uma variação mínima nos CQAs, mesmo quando os CMPs flutuaram no espaço de conceção .[16]

2.3 Resultados

Ao utilizar o QbD, a equipa de desenvolvimento estabeleceu com sucesso um método analítico robusto para o produto biológico. O método foi submetido às agências reguladoras, incluindo a **FDA dos EUA** e a **Agência Europeia de Medicamentos (EMA)**. Os reguladores aprovaram o método com um mínimo de dúvidas, enfatizando a força da abordagem QbD na demonstração da robustez e transferibilidade do método. Além disso, o espaço de conceção permitiu flexibilidade operacional sem a necessidade de alterações pós-aprovação.

3. Estudo de caso 2: Desenvolvimento baseado em QbD de ensaios de dissolução para formas de dosagem sólidas orais

3.1 Visão geral

Uma empresa farmacêutica que desenvolve um **comprimido de libertação modificada** para uma doença crónica aplicou princípios de QbD para desenvolver um método de ensaio de dissolução. O teste de dissolução é fundamental para determinar os perfis de libertação do medicamento, e a variabilidade no teste de dissolução pode afetar significativamente o desempenho do produto e a aprovação regulamentar. A empresa pretendia conceber um método de dissolução que assegurasse a consistência de lote para lote, minimizasse a variabilidade e fornecesse dados fiáveis para a submissão regulamentar.

3.2 Abordagem QbD

A equipa aplicou os princípios de QbD identificando primeiro os CQAs para o ensaio de dissolução, tais como as taxas de libertação do medicamento em pontos de tempo específicos e a percentagem total dissolvida ao longo do tempo. Foram implementados os seguintes passos:

- **Avaliação de riscos**: A empresa realizou uma avaliação de riscos para identificar os factores críticos que afectam a dissolução, incluindo o meio de dissolução, a velocidade da pá e a temperatura.

- **Aplicação de DoE**: Foi concebida uma série de experiências utilizando a DoE para estudar os efeitos destes factores na libertação do fármaco. Os factores e os seus intervalos foram avaliados e foi desenvolvido um espaço de conceção com base nos resultados.

- **Estabelecimento de uma estratégia de controlo**: Foi desenvolvida uma estratégia de controlo que garantiu um desempenho robusto do método de dissolução em diferentes locais de fabrico. Foram definidos limites de controlo no espaço de conceção para gerir a variabilidade das condições de ensaio, tais como alterações na velocidade e temperatura da pá.

3.3 Resultados

O método de dissolução baseado em QbD foi considerado robusto, com resultados consistentes em diferentes laboratórios. Os dados obtidos a partir da validação do método foram incluídos no Pedido de Novo Medicamento (NDA) à FDA. A agência forneceu uma revisão rápida, destacando que a robustez do método, desenvolvida através do QbD, minimizou as preocupações sobre a variabilidade do lote e o desempenho do produto em diferentes ambientes.

Tabela 16: Resultados do DoE para o método de ensaio de dissolução

Fator	Gama testada	Efeito na libertação do fármaco
Velocidade da pá (RPM)	50 - 100	Velocidades mais elevadas aumentam a taxa de libertação do fármaco
Meio de dissolução (pH)	4.0 - 6.8	O pH 5,5 proporcionou um perfil de libertação ótimo
Temperatura (°C)	30 - 40	A taxa de libertação do fármaco aumentou com a temperatura

4. Estudo de caso 3: QbD para transferência de métodos analíticos numa rede de fabrico global

4.1 Visão geral

Uma empresa farmacêutica global estava a enfrentar desafios com a transferência de um método analítico para um **creme tópico** entre os seus locais de fabrico nos EUA e na Europa. As diferenças no equipamento e nas condições ambientais levaram a resultados inconsistentes entre os locais, levantando preocupações sobre a robustez do método. A empresa utilizou os princípios de QbD para otimizar o método e garantir a sua transferibilidade.

4.2 Abordagem QbD

- **Os Parâmetros Críticos do Método (CMPs)** foram identificados para o método de ensaio, incluindo definições do instrumento, técnicas de preparação de amostras e condições ambientais.
- **A conceção de experiências (DoE)** foi utilizada para avaliar o impacto das variáveis específicas do local, tais como diferenças no equipamento de HPLC e nas condições laboratoriais, no desempenho do método.
- Foi estabelecido um **espaço de conceção** para os parâmetros do método, permitindo flexibilidade nas condições laboratoriais, mantendo o desempenho do método.

- **Estratégia de transferência de métodos**: A empresa aplicou as diretrizes **ICH Q10** para garantir que a transferência de métodos estava bem documentada e incluía avaliações de risco para gerir a variabilidade entre locais.

4.3 Resultados

Ao utilizar o QbD, a empresa conseguiu padronizar o método analítico em todos os seus locais de fabrico. O espaço de conceção permitiu variações nas condições ambientais e no equipamento, garantindo resultados consistentes independentemente do local de fabrico. Isto levou a uma melhor conformidade regulamentar, uma vez que o método foi aceite pela FDA e pela EMA sem a necessidade de alterações extensas após a aprovação.

5. Estudo de caso 4: QbD para o ensaio de estabilidade de um anticorpo monoclonal

5.1 Visão geral

Uma empresa biofarmacêutica que está a desenvolver um **anticorpo monoclonal** para o tratamento do cancro aplicou o QbD para desenvolver um método de teste de estabilidade que garantisse a viabilidade a longo prazo do produto em condições de armazenamento variáveis. A estabilidade dos produtos biológicos é altamente sensível a factores como a temperatura, o pH e a exposição à luz, o que torna críticos os métodos de teste robustos.

5.2 Abordagem QbD

A empresa identificou os CQAs para o teste de estabilidade, tais como alterações na estrutura da proteína, agregação e potência ao longo do tempo. Foi efectuada uma avaliação de riscos para identificar os factores ambientais mais críticos que afectam a estabilidade. A equipa aplicou o DoE para estudar o impacto da temperatura de armazenamento, exposição à luz e sistemas de fecho de contentores na estabilidade do produto. Foi desenvolvida uma estratégia de controlo para garantir que as condições de teste de estabilidade reflectiam com precisão os cenários de armazenamento do mundo real.

5.3 Resultados

O método de teste de estabilidade, desenvolvido utilizando QbD, proporcionou uma compreensão abrangente do comportamento do anticorpo monoclonal em diferentes condições. Isto levou à identificação das condições óptimas de armazenamento e às previsões do prazo de validade. Os dados de estabilidade apoiaram a aprovação do produto pela FDA, e a monitorização pós-aprovação confirmou a robustez e a fiabilidade do método.

Tabela 17: Resultados do teste de estabilidade para o anticorpo monoclonal

Condição de armazenamento	Efeito na estabilidade	Ação recomendada
Temperatura (2-8°C)	Estável durante 24 meses	Condições de armazenamento recomendadas
Exposição à luz (UV)	Observou-se um aumento da degradação	O produto deve ser armazenado em recipientes opacos
Sistema de fecho de contentores	Variações na integridade do selo	Utilizar sistemas de fecho validados

Desafios e direcções futuras na implementação da qualidade desde a conceção (QbD) na análise farmacêutica

1. Introdução

A adoção da Qualidade desde a Conceção (QbD) na análise farmacêutica marca uma mudança do controlo de qualidade tradicional para uma abordagem de garantia de qualidade integrada ao longo do ciclo de vida do produto. Embora a QbD possa melhorar a robustez e a fiabilidade dos processos e dos produtos, há vários desafios que impedem a sua aplicação generalizada. Esta secção examina estes desafios e discute os futuros avanços na aplicação dos princípios de QbD na análise farmacêutica.

2. Desafios na implementação da QbD na análise farmacêutica

2.1 Necessidade de conhecimentos especializados

A implementação efectiva da QbD requer uma compreensão abrangente de vários princípios científicos e técnicos, o que representa um desafio significativo na indústria farmacêutica:

- **Análise estatística**: A QbD baseia-se fortemente em metodologias estatísticas para analisar dados experimentais. A complexidade destas análises exige pessoal com conhecimentos estatísticos avançados, que podem ser escassos em algumas organizações.
- **Gestão de riscos**: A identificação e mitigação dos riscos associados aos CQAs e aos CPPs requerem conhecimentos especializados em metodologias de avaliação de riscos, como a Análise dos Modos de Falha e Efeitos (FMEA) ou a Análise de Perigos e Pontos de Controlo Críticos (HACCP).
- **Colaboração interfuncional**: A implementação da QbD envolve frequentemente a colaboração entre vários departamentos (por exemplo, I&D, garantia de qualidade, fabrico), exigindo um conjunto de competências multidisciplinares que podem não existir numa única equipa .[17]

2.2 Restrições de recursos

A implementação dos princípios de QbD pode exigir muitos recursos, especialmente para as pequenas empresas farmacêuticas. Os principais desafios relacionados com os recursos incluem:

- **Investimento Financeiro**: O desenvolvimento de processos compatíveis com QbD requer frequentemente recursos financeiros significativos para tecnologias avançadas, equipamento e programas de formação.

- **Compromisso de tempo**: A natureza abrangente do QbD exige um cronograma de desenvolvimento mais longo, o que pode afetar os cronogramas de lançamento de produtos, especialmente em mercados de ritmo acelerado.

Quadro 18: Restrições de recursos na implementação da QbD

Desafio	Descrição
Investimento financeiro	Elevados custos associados ao equipamento, software e formação para a implementação do QbD
Compromisso de tempo	Prazos de desenvolvimento mais longos podem atrasar o lançamento de produtos

2.3 Gestão e integração de dados

A transição para um quadro de QbD gera quantidades substanciais de dados, apresentando desafios relacionados com a gestão e integração de dados:

- **Sobrecarga de dados**: A gestão e interpretação de grandes conjuntos de dados do DoE, PAT e monitorização em tempo real podem sobrecarregar os sistemas de gestão de dados existentes, dificultando a obtenção de informações acionáveis.

- **Integração de sistemas**: A necessidade de uma integração perfeita entre várias ferramentas analíticas, sistemas de gestão de informação laboratorial (LIMS) e sistemas de planeamento de recursos empresariais (ERP) pode complicar a implementação, especialmente em organizações com sistemas antigos.

2.4 Considerações regulamentares

Embora as agências reguladoras apoiem o QbD, ainda existem desafios relativamente à sua implementação em conformidade com as diretrizes existentes:

- **Cenário regulamentar em evolução**: O quadro regulamentar para QbD ainda está em desenvolvimento, com diretrizes que variam entre agências (por exemplo, FDA, EMA, ICH). Esta inconsistência pode criar confusão para as empresas farmacêuticas que tentam alinhar as suas práticas com as expectativas regulamentares.

- **Requisitos de validação**: Garantir que os processos de QbD são devidamente validados de acordo com as expectativas regulamentares pode ser complexo, exigindo tempo e recursos adicionais.

2.5 Cultura organizacional e gestão da mudança

A adoção dos princípios de QbD exige frequentemente uma mudança significativa na cultura organizacional:

- **Resistência à mudança**: Os funcionários habituados aos métodos tradicionais de controlo da qualidade podem resistir à transição para uma abordagem proactiva de garantia da qualidade, o que resulta numa falta de empenho nas iniciativas de QbD.
- **Formação e educação**: A implementação efectiva do QbD requer programas de formação abrangentes para garantir que todos os membros da equipa compreendem os princípios e práticas envolvidos, que nem sempre são prioritários para a gestão.

3. Direcções futuras na implementação da QbD

Apesar dos desafios associados à QbD, várias tendências e avanços são promissores para melhorar a sua implementação na análise farmacêutica:

3.1 Programas de formação e educação reforçados

Para ultrapassar a lacuna de conhecimentos associada ao QbD, é essencial o desenvolvimento de programas de formação e educação direcionados:

- **Iniciativas de aprendizagem em colaboração**: As parcerias entre o meio académico e a indústria farmacêutica podem facilitar o desenvolvimento de programas curriculares que dotem os futuros profissionais das competências e conhecimentos necessários para a implementação da DQB.
- **Programas de Certificação**: O estabelecimento de programas de certificação para profissionais de QbD pode padronizar o conhecimento e as competências em toda a indústria.

3.2 Análise avançada de dados e tecnologias digitais

A incorporação da análise avançada de dados, da IA e da aprendizagem automática pode melhorar a abordagem QbD:

- **Análise Preditiva**: A utilização de modelos preditivos pode ajudar a antecipar o impacto das alterações nos CPPs nos CQAs, melhorando a otimização e o controlo do processo.
- **Monitorização de dados em tempo real**: A implementação de tecnologias IoT (Internet das Coisas) pode facilitar a monitorização e análise de dados em tempo real, conduzindo a processos de QbD mais reactivos e ágeis.

Quadro 19: Direcções futuras na implementação da QbD

Direção	Descrição
Formação reforçada	Desenvolvimento de iniciativas de aprendizagem em colaboração e programas de certificação para profissionais de QbD
Análise avançada de dados	Adoção de tecnologias de análise preditiva e de monitorização em tempo real para melhorar o controlo dos processos

3.3 Colaboração e harmonização regulamentar

Os esforços para alinhar os quadros regulamentares a nível mundial podem facilitar a aplicação da QbD:

- **Harmonização de Diretrizes**: A colaboração com agências reguladoras internacionais para desenvolver diretrizes padronizadas de QbD pode proporcionar clareza e consistência às empresas farmacêuticas que operam em vários mercados.
- **Flexibilidade regulamentar**: Incentivar as agências reguladoras a adotar uma abordagem flexível à implementação da QbD pode facilitar a inovação e permitir que as empresas adaptem as práticas de QbD às suas necessidades específicas.

3.4 Integração do fabrico contínuo e do QbD

O futuro do fabrico de produtos farmacêuticos pode assentar cada vez mais em processos contínuos, nos quais a QbD pode desempenhar um papel vital:

- **Controlo dinâmico do processo**: O fabrico contínuo permite ajustes em tempo real com base nos dados PAT, facilitando uma abordagem mais reactiva para manter a qualidade do produto.
- **Simplificação da aprovação regulamentar**: A implementação dos princípios QbD no fabrico contínuo pode simplificar os processos de aprovação regulamentar, uma vez que a monitorização contínua dos atributos de qualidade pode fornecer aos reguladores uma garantia em tempo real da qualidade do produto .[18]

Conclusão:

A implementação da Qualidade desde a Conceção no desenvolvimento farmacêutico é transformadora, oferecendo uma abordagem estruturada que promove a compreensão do produto e do processo desde uma fase inicial. Ao gerir proactivamente os riscos e ao integrar a qualidade nos processos, a QbD não só aumenta a fiabilidade e a eficácia do produto, como também se alinha com as expectativas regulamentares, resultando em ciclos de desenvolvimento mais eficientes e económicos. À medida que as agências reguladoras continuam a defender o QbD, espera-se que a sua adoção se torne uma prática normal no desenvolvimento farmacêutico, garantindo que os produtos de alta qualidade chegam consistentemente ao mercado, ao mesmo tempo que cumprem os rigorosos requisitos de segurança dos doentes.

Referências:

1. ICH Q8(R2). (2009). *Desenvolvimento Farmacêutico*. Conferência Internacional sobre Harmonização de Requisitos Técnicos para o Registo de Medicamentos para Uso Humano.

2. ICH Q9. (2005). *Gestão dos riscos para a qualidade*. Conferência Internacional sobre Harmonização de Requisitos Técnicos para o Registo de Medicamentos para Uso Humano.

3. ICH Q10. (2008). *Sistema de Qualidade Farmacêutica*. Conferência Internacional sobre Harmonização de Requisitos Técnicos para o Registo de Medicamentos para Uso Humano.

4. FDA. (2004). *Pharmaceutical cGMPs for the 21st Century - A Risk-Based Approach*. U.S. Food and Drug Administration.

5. Rathore, A. S., & Winkle, H. (2009). Quality by Design for Biopharmaceuticals (Qualidade na Conceção de Produtos Biofarmacêuticos). *Nature Biotechnology*, 27(1), 26-34.

6. Yu, L. X. (2008). Pharmaceutical Quality by Design: Product and Process Development, Understanding, and Control (Desenvolvimento, compreensão e controlo de produtos e processos). *Investigação Farmacêutica*, 25(4), 781-791

7. Lionberger, R.A., et al. (2008). Qualidade desde a conceção: Conceitos para ANDAs. *AAPS Journal*, 10(2), 268-276.

8. Schweitzer, M., et al. (2010). Implications of the ICH Q8, Q9, and Q10 Guidelines and Quality by Design (QbD) on Pharmaceutical Development [Implicações das Diretrizes ICH Q8, Q9 e Q10 e da Qualidade na Conceção (QbD) no Desenvolvimento Farmacêutico]. *Pharmaceutical Research*, 27(4), 727-735.

9. Snee, R.D. (2010). Pensamento e Métodos Estatísticos na Melhoria da Qualidade: A QbD Perspective. *Jornal de Tecnologia da Qualidade*, 42(1), 1-22.

10. Montgomery, D.C. (2012). Conceção e Análise de Experiências. 8th ed. John Wiley & Sons, Inc.

11. Hibbert, D.B. (2012). Desenho experimental em cromatografia: Uma revisão tutorial. *Journal of Chromatography B*, 910, 2-13.

12. Dejaegher, B., e Vander Heyden, Y. (2011). Desenhos experimentais e seus recentes avanços na configuração, interpretação de dados e aplicações analíticas. *Journal of Pharmaceutical and Biomedical Analysis*, 56(2), 141-158.

13. Administração de Alimentos e Medicamentos dos EUA (FDA). (2013). *Guia para a Indústria: Qualidade desde a conceção para ANDAs*. FDA.

14. Administração de Alimentos e Medicamentos dos EUA (FDA). (2011). *Guia para a Indústria: Validação de processos: Princípios e práticas gerais*. FDA.

15. Agência Europeia de Medicamentos (EMA). (2014). *Diretrizes sobre validação de processos para produtos acabados*. EMA.

16. Agência Europeia de Medicamentos (EMA). (2017). *Diretrizes sobre a qualidade dos medicamentos*. EMA.

17. Kumar, R., et al. (2014). Qualidade pela Conceção (QbD) na Indústria Farmacêutica: Tools, Perspectives and Challenges. *Pharmaceuticals*, 7(3), 797-810.

18. Langer, E.S. (2018). O futuro do fabrico contínuo e da qualidade desde a conceção. *Jornal de Ciências Farmacêuticas*, 107(5), 1101-1107.

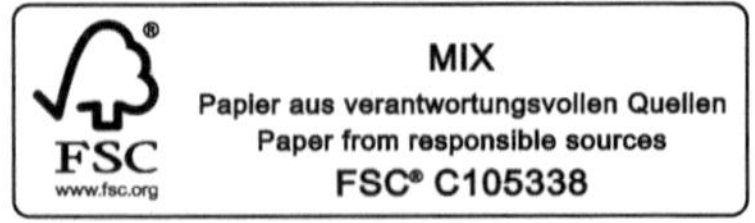

Printed by Books on Demand GmbH, Norderstedt / Germany